Narjes ABID

Impacto do tabagismo nas doenças pulmonares COVID-19

Narjes ABID

Impacto do tabagismo nas doenças pulmonares COVID-19

ScienciaScripts

Imprint

Cover image: www.ingimage.com

This book is a translation from the original published under ISBN 978-620-6-72330-1.

Publisher:
Sciencia Scripts
is a trademark of
Dodo Books Indian Ocean Ltd. and OmniScriptum S.R.L publishing group

120 High Road, East Finchley, London, N2 9ED, United Kingdom
Str. Armeneasca 28/1, office 1, Chisinau MD-2012, Republic of Moldova, Europe
Printed at: see last page
ISBN: 978-620-8-34018-6

Agradecimentos

Ao meu querido amigo e Presidente do Júri, Professor Gargouri Imen

Obrigado por me honrarem ao aceitarem presidir a este júri.

Esta obra é o testemunho da minha amizade e o meu mais sincero agradecimento.

Para a Sra. e o Juiz Dr. OMRANE Asma

Obrigado por ter aceite fazer parte do júri desta dissertação.

Este trabalho é a expressão do meu profundo agradecimento

Ao meu querido amigo e orientador da tese, Professor Associado Loukil Manel

Obrigado, caro amigo, pelos teus conselhos preciosos e pela tua disponibilidade.

Esta obra é o testemunho da minha amizade e o meu mais sincero agradecimento.

ÍNDICE DE CONTEÚDOS

LISTA DE ABREVIATURAS

SARS-CoV-2 : Síndrome Respiratória Aguda Grave - Coronavírus 2

COVID-19 : a doença do coronavírus de 2019 (COronaVIrus Disease 2019)

RT-PCR : Transcrição reversa - Reação em cadeia da polimerase

PA anos-maço

IMC : índice de massa corporal

SpO2 saturação de oxigénio pulsado

SPSS Pacote Estatístico para Ciências Sociais

G1 Grupo 1

G2 : Grupo 2

OMS : Organização Mundial de Saúde

ACE2: enzima de conversão da angiotensina 2

INTRODUÇÃO

INTRODUÇÃO

A Síndrome Respiratória Aguda Grave-Coronavírus 2 ou SARS-CoV-2, causadora da Doença por Coronavírus 2019 (COronaVIrus Disease 2019 ou COVID-19), foi responsável pela maior pandemia infecciosa desde a gripe espanhola de 1918. Esta doença afecta principalmente o sistema respiratório, com quadros clínicos polimorfos que vão desde formas assintomáticas até à síndrome da angústia respiratória aguda (1). Foram realizados vários estudos para determinar os factores prognósticos de morbilidade e mortalidade nesta doença. Alguns destes factores podem ser úteis para orientar a gestão terapêutica.(2). Está bem estabelecido que o tabagismo é responsável por um elevado nível de morbilidade cardiovascular e respiratória. É uma das principais causas de mortalidade evitável a nível mundial. No entanto, o seu impacto na pneumonia por SARS-CoV-2, em termos clínicos, radiológicos e evolutivos, continua a ser objeto de controvérsia (3).

O principal objetivo do nosso trabalho foi avaliar o impacto do tabagismo na apresentação radio-clínica da pneumonia por COVID-19 e determinar a sua influência na evolução desta doença.

MÉTODOS

MÉTODOS

1. TIPO E DURAÇÃO DO ESTUDO

Este é um estudo descritivo retrospetivo que envolveu pacientes que foram hospitalizados por pneumopatia COVID-19 no Departamento de Pneumologia do Hospital Mohamed Taher Maamouri em Nabeul durante o período de setembro de 2020 a março de 2021.

2. CRITERIOS DE INCLUSÃO

- Idade igual ou superior a 18 anos
- Uma infeção por SARS-CoV-2 confirmada por um teste rápido de antigénio ou por uma reação em cadeia da polimerase com transcrição reversa (RT-PCR) e com um impacto respiratório definido pela presença de sinais clínicos e/ou radiológicos secundários a esta infeção.

3. CRITERIOS DE NÃO-INCLUSÃO

- Infeção por COVID-19 com base em presunção clínica e/ou radiológica e não confirmada virologicamente
- Infeção confirmada por COVID-19 sem envolvimento respiratório
- Estado de tabagismo do doente não especificado

4. CRITERIOS DE EXCLUSÃO

- Patologia respiratória parenquimatosa concomitante

5. RECOLHA DE DADOS

- Foi elaborada uma ficha de trabalho para recolher os dados de cada doente (Anexo 1).
- Os dados recolhidos incluíam :

5.1. CARATERISTICAS DOS DOENTES

Foram recolhidos os seguintes elementos:

- Dados sócio-demográficos: idade, sexo
- L número de anos-maço fumados (BP)
- Parâmetros antropométricos: peso, altura e índice de massa corporal (IMC). [2,]A obesidade é definida como um IMC superior ou igual a 30 kg/m O excesso de peso é definido como um IMC entre 25 e 30 kg/m^2
- Co-morbilidades
- Tratamento a longo prazo

5.2. Caraterísticas da pneumopatia por COVID-19

5.2.1. Dados clínicos

- Sinais funcionais respiratórios e extra-respiratórios
- Dados do exame clínico: presença de sinais de luta respiratória (polipneia, tiragem supraesternal e inter-costal, balanço toraco-abdominal), nível inicial de saturação de oxigénio pulsado (SpO2)

5.2.2. Avaliação da gravidade

- A forma grave é definida pela presença de uma SpO2 no ar ambiente inferior a 90% e/ou sinais de luta respiratória. (4).

5.2.3. Dados radiológicos

Foram incluídos dados recolhidos de exames ao tórax efectuados durante a hospitalização por pneumonite por COVID-19:

- Tipo de lesão: vidro despolido, condensação
- O vidro fosco é definido como um aumento da densidade do parênquima pulmonar. Os vasos no seu interior permanecem visíveis e de calibre normal. (5).
- A condensação parenquimatosa corresponde a um aumento da densidade pulmonar que esbate os contornos dos vasos, ao contrário das hiperdensidades em vidro fosco.(5).

- Extensão das lesões escanográficas avaliadas utilizando a escala de quantificação visual da Société Française de Radiologie: mínima (< 10%), moderada (10-25%), extensa (25-50%), grave (50-75%), crítica (> 75%). (6).

5.2.1. Dados terapêuticos

- A utilização de oxigenoterapia e o seu caudal. Foi registado o caudal máximo necessário para cada doente).
- Prescrição e duração da terapêutica com corticosteróides sistémicos

5.2.2. Dados evolutivos

Foram recolhidos os seguintes dados

- Duração do internamento hospitalar
- A ocorrência de complicações respiratórias ou extra-respiratórias
- Qualquer estadia nos cuidados intensivos
- Alta hospitalar com ou sem oxigénio
- O número de doentes que morreram

6. ANÁLISE ESTATÍSTICA :

Os dados foram introduzidos e analisados utilizando o software SPSS (Statistical Package for Social Science) versão 20.

6.1. ESTUDO DESCRITIVO

- Os valores quantitativos foram expressos em média e desvio-padrão.
- Os valores qualitativos foram expressos em frequências e números.

6.2. ESTUDO ANALÍTICO

Para a análise estatística e o estudo comparativo foram utilizados os seguintes testes:

- O teste STUDENT para valores quantitativos independentes.
- O teste KHI2 para valores qualitativos.

A diferença é considerada estatisticamente significativa quando p é inferior a 0,05.

6.3. Pesquisa bibliográfica

Utilizámos o motor de busca: pubmed.ncbi.nlm.nih.gov e o seguinte sítio de pesquisa bibliográfica: www.sciencedirect.com

6.4. Considerações éticas

Declaramos que não temos qualquer conflito de interesses neste estudo e que o sigilo médico foi respeitado.

Resultados

RESULTADOS

Durante o período de estudo, 383 doentes foram admitidos no hospital com pneumonia por COVID-19 confirmada por RT-PCR. Cento e dezasseis doentes cujo estatuto de fumador não foi especificado não foram incluídos. Dos restantes 267 doentes, foram excluídos 30 doentes que apresentavam doença respiratória com envolvimento do parênquima.

No total, foram incluídos 237 doentes no nosso estudo.

1. ESTUDO DESCRITIVO

1.1 CARATERÍSTICAS DOS DOENTES

1.1.1. Caraterísticas sócio-demográficas

1.1.1.1. Idade

A idade média dos nossos doentes foi de 62,7 ±13,7 anos, com extremos que variaram entre 18 e 92 anos.

1.1.1.2. Sexo

A nossa população era constituída por 128 homens (54%) e 109 mulheres (46%) (Figura 1).

O rácio entre os sexos era de 1,17

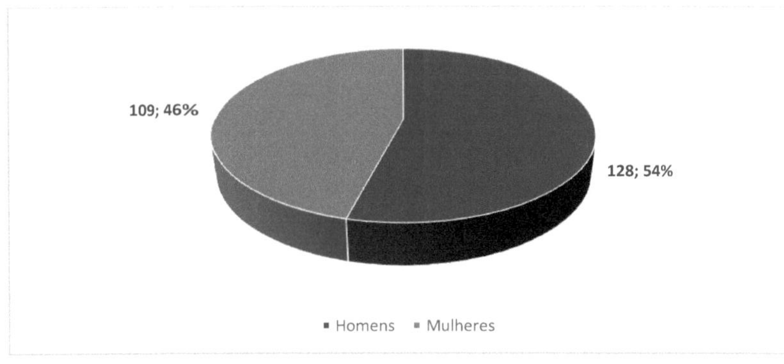

Figura 1: Repartição da população do estudo por género

1.1.1.3. O tabaco

No nosso estudo, 53 doentes (22,4%) eram fumadores.

O consumo médio de produtos do tabaco foi de 33±22 PA, com extremos de 2 a 1 00 PA e uma mediana de 30 PA.

Vinte e seis pacientes foram desmamados na altura do estudo

1.1.2. Parâmetros antropométricos

O peso médio da nossa população foi de 81,2 ± 16,2 kg [41-140].

^{2} O IMC médio era de 29,5 ± 5,3 kg/m, com extremos que variavam entre 16,8 e 51 kg/m^2

Noventa e dois doentes eram obesos (38,8%) e 107 doentes tinham excesso de peso (45,1%) (Figura 2).

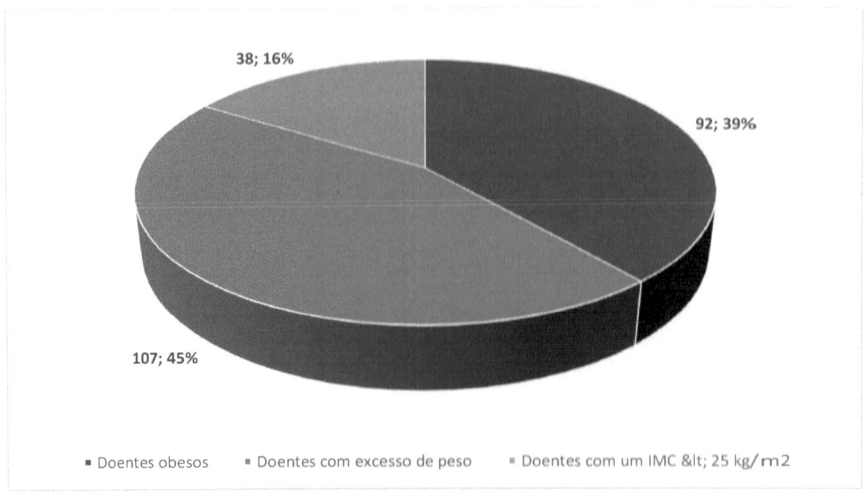

Figura 2: Repartição da população do estudo por construção

1.1.3. Comorbilidades

Quase três quartos dos doentes tinham pelo menos uma comorbilidade (164; 69,2%)

Em 93 casos (39,2%), foi detectada uma história de diabetes, com necessidade de insulina em

30 casos (12,6%)

As co-morbilidades cardiovasculares foram encontradas em quase metade dos casos (56,1%). Estas incluíam hipertensão arterial em 121 casos (51,1%), insuficiência coronária em 19 casos (8%), arritmia em 10 casos (4,2%) e insuficiência cardíaca em 7 casos (3%).

Treze doentes tinham insuficiência renal crónica (5,5%) e um doente tinha cirrose.

Foram encontrados antecedentes de neoplasia em 7 casos: mieloma múltiplo (2 casos), linfoma (1 caso), carcinoma da mama (1 caso), neoplasia do cólon (1 caso), carcinoma basocelular (1 caso) e adenocarcinoma da próstata (1 caso).

Sete doentes estavam a ser monitorizados para hipotiroidismo e um para a doença de Wegener.

1.1.4. Tratamentos a longo prazo

Trinta doentes estavam a tomar insulina (12,6%)

Sete doentes estavam a receber uma terapêutica prolongada com corticosteróides

Sessenta doentes tinham pelo menos um tratamento anti-hipertensivo (inibidores da enzima de conversão 27 casos (11,4%); antagonistas dos receptores da angiotensina II 33 casos (13,9%)).

1.2 CARATERÍSTICAS DA PNEUMOPATIA POR COVID

1.2.1. Dados clínicos

1.2.1.1. Sinais clínicos de alerta

1.2.1.1.1. Sinais funcionais respiratórios e extra-respiratórios (Figura 2)

Os sinais respiratórios estavam presentes na maioria dos casos (203 casos; 85,6%). Estes eram dominados pela dispneia em 176 casos (74,3%), seguida pela tosse em 151 casos (63,7%). A dor no peito estava presente em 25 casos (10,5%).

Os sinais digestivos, como a diarreia, estavam presentes em 27 casos (11,4%), a dor abdominal em 17 casos (7,2%) e as náuseas e/ou vómitos em 28 casos (11,8%).

As mialgias estavam presentes em 51 casos (21,5%) e as artralgias em 49 casos (20,7%).

Treze doentes queixaram-se de agueusia (5,5%) e 17 doentes (7,2%) de anosmia.

1.2.1.1.2. Sinais gerais

Os sinais gerais estavam presentes em 80,16% dos casos (190 doentes), com predomínio da febre (136 casos; 57,4%) seguida de astenia em 121 casos (51,1%).

1.2.1.2. Dados do exame físico

Os sinais de luta respiratória estavam presentes em 11 casos (4,6%).

A SpO2 na admissão em ar ambiente foi em média 87±5,9% com extremos que variaram entre 60 e 99%.

Um pouco menos de metade dos doentes (108 doentes, 45,5%) tinha SpO2<90% com uma saturação média de 84% [60-89].

1.2.1.3. Classificação da gravidade

Cerca de metade dos casos eram graves (109 casos, 46%).

1.2.2. Dados radiológicos

Foram efectuadas tomografias computorizadas do tórax em 155 doentes (65,7%).

O envolvimento parenquimatoso relacionado com a pneumopatia por COVID-19 foi observado em 150 casos (96,7%).

As principais anomalias encontradas na TC foram o vidro despolido (126 casos; 81,29%) e as condensações (85 casos; 54,8%) distribuídas perifericamente e sub pleuralmente. Estas duas anomalias estavam associadas em 74 casos (47,7%).

A extensão das lesões foi crítica em 31 casos (20%), grave em 49 casos (31,6%) e ausente em 6 casos (3,8%) (Figura 3).

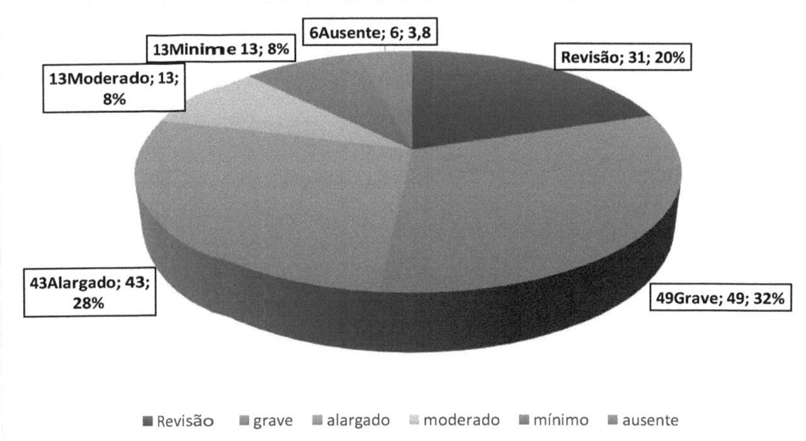

Figura 3: Distribuição da população estudada de acordo com a extensão das lesões de TC

A embolia pulmonar foi observada em 42 doentes (42/155; 27%).

1.2.3. Dados terapêuticos

A oxigenoterapia foi necessária em 204 doentes (86%) com um caudal médio de 10,8 l/min [2-60].

Em 133 doentes (56,1%), a taxa de fluxo de oxigénio era superior ou igual a 6 l/min.

A terapêutica sistémica com corticosteróides à base de dexametasona foi prescrita a 217 doentes (92,8%).

A dose prescrita foi de 6 mg em quase metade dos casos (44,7%) (Figura 4).

A duração média da terapêutica com corticosteróides foi de 10,76±6,5 dias.

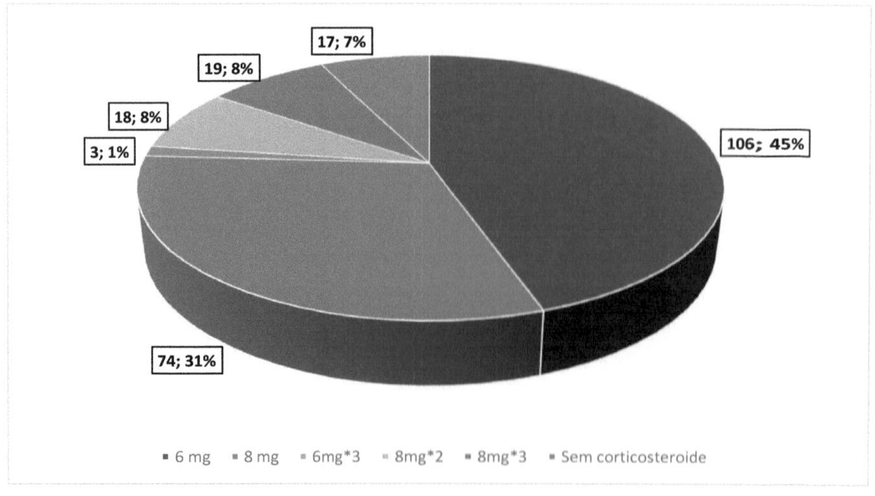

Figura 4: Distribuição da população estudada de acordo com a dose de corticosteroide prescrita (Dexametasona)

1.2.4. Dados evolutivos

1.2.4.1. Ocorrência de complicações

A embolia pulmonar foi diagnosticada em 42 casos (17,7%). Era unilateral em dois casos e bilateral em 40. A sua localização foi distal em 38 doentes e proximal em outros quatro.

A superinfeção brônquica foi registada em 39 casos (16,4%).

As complicações cardíacas ocorreram em 25 casos (10,5%) e incluíram perturbações do ritmo (8 casos), síndrome coronária aguda (8 casos), insuficiência cardíaca avançada (13 casos) e miocardite (1 caso).

1.2.4.2. Evolução

Setenta e quatro doentes (31,2%) necessitaram de um internamento nos cuidados intensivos.

Dezasseis doentes morreram (6,75%)

A SpO2 média em ar ambiente aquando da alta foi de 95,39±2,13% [84-99%].

Treze doentes necessitaram de oxigenoterapia no momento da alta (5,4%)

2. ESTUDO ANALÍTICO

A população do estudo foi dividida em dois grupos (Figura 5)

- Grupo 1 (G1) de doentes não fumadores: 184 doentes (77,6%)
- Grupo 2 (G2) grupo de doentes fumadores: 53 doentes (22,4%)

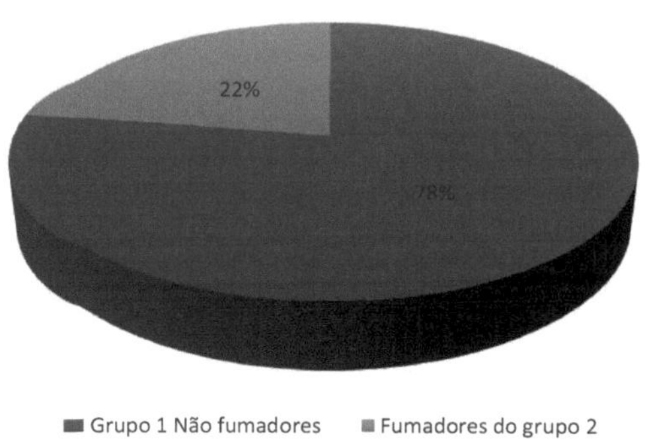

Figura 5: Repartição da população do estudo por estado de tabagismo

2.1. CARATERÍSTICAS SÓCIO-DEMOGRÁFICAS

2.1.1. Idade

A idade média dos doentes fumadores foi de 61,1 ± 12,9 anos [26-89 anos], em comparação com 63,2 ± 13,9 anos para os não fumadores [18-92 anos] ($p=0,322$).

2.1.2. Sexo

O primeiro grupo era predominantemente feminino (108 mulheres, 76 homens; $p<0,001$), enquanto o segundo grupo era predominantemente masculino (52 homens e uma mulher; $p<0,001$) (Figura 6).

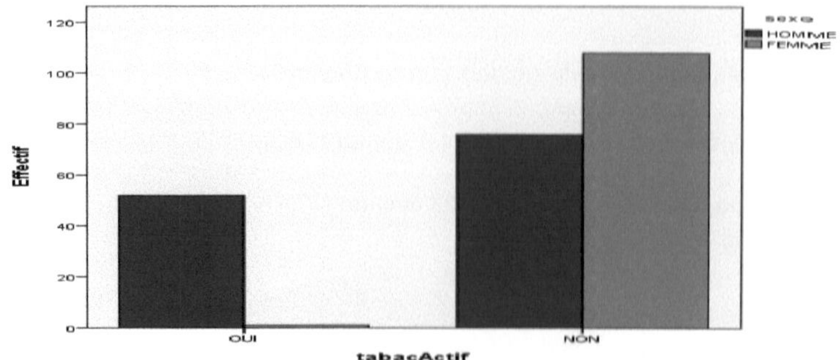

Figura 6: Repartição dos dois grupos estudados por género

2.2 CARATERÍSTICAS ANTROPOMÉTRICAS

Havia mais doentes obesos no primeiro grupo do que no segundo (79 (42%) versus 13 (24,5%); p=0,015).

A proporção de doentes com excesso de peso foi comparável entre os dois grupos (G1: 104 doentes (56,6%) versus G2 26 doentes (49%); p=0,336).

2.3 COMORBILIDADES

A distribuição das várias comorbilidades foi comparável nos dois grupos (Figura 7).

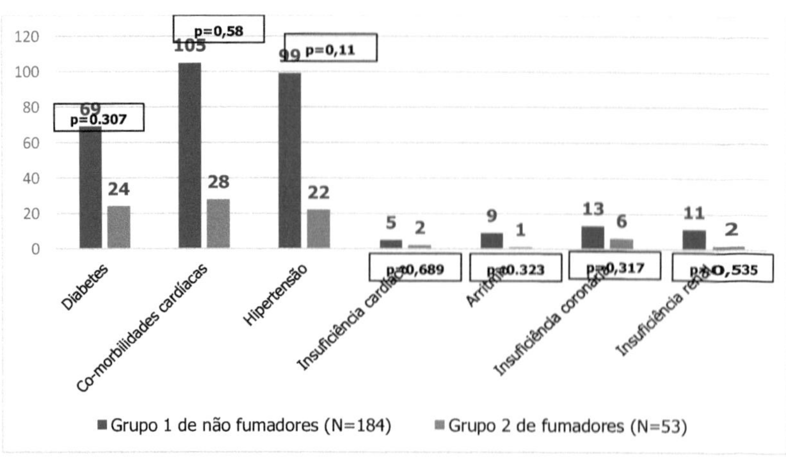

Figura 7: Distribuição das comorbilidades nos dois grupos estudados

2.4. DADOS CLÍNICOS (QUADRO I)

A febre e a dor torácica foram mais frequentes no grupo 2.

Não houve diferença estatisticamente significativa na frequência de formas graves entre os dois grupos (G1 84 formas graves (45,6%) versus G2 25 formas graves (47,1%); p=0,845).

Tabela I: Distribuição dos vários sinais clínicos nos dois grupos

Sinal clínico	*Grupo 1*	*Grupo 2*	*p*
Febre	99 (53,8%)	37 (69,8%)	**0,025**
Astenia	92 (50%)	29 (54,7%)	0,462
Tosse seca	121 (65,7%)	30 (56,6%)	0,285
Dispneia	140 (76,1%)	36 (67,9%)	0,316
Dor no peito	15 (8%)	10 (18,8%)	**0,022**
Náuseas e/ou vómitos	19 (10,3%)	9 (16,9%)	0,169
Dor abdominal	12 (6,5%)	5 (9,4%)	0,446
Diarreia	21 (11,4%)	6 (11,3)	0,98
Agueusia	11 (5,9%)	2 (3,7%)	0,552
Anosmia	15 (8,1%)	2 (3,7%)	0,289
SpO2	87,6%	88,4%	0,442
Sinais de luta respiratória	10 (5,4%)	1(1,8%)	0,305

Grupo 1: grupo de doentes não fumadores (n=184)

Grupo 2: grupo de doentes fumadores (n=53)

2.5. DADOS RADIOLÓGICOS

Foram efectuadas tomografias computadorizadas do tórax em 123 doentes do primeiro grupo (66,8%) e em 32 doentes do segundo grupo (60,3%) (p=0,476).

Mostrou anomalias a favor da pneumopatia por COVID-19 em 119/123 casos de G1 (96,7%) e 31/32 casos de G2 (96,8%) (p=0,971).

2.5.1. Tipo de lesões radiológicas

O vidro fosco e a condensação foram comparáveis em ambos os grupos (Figura 8).

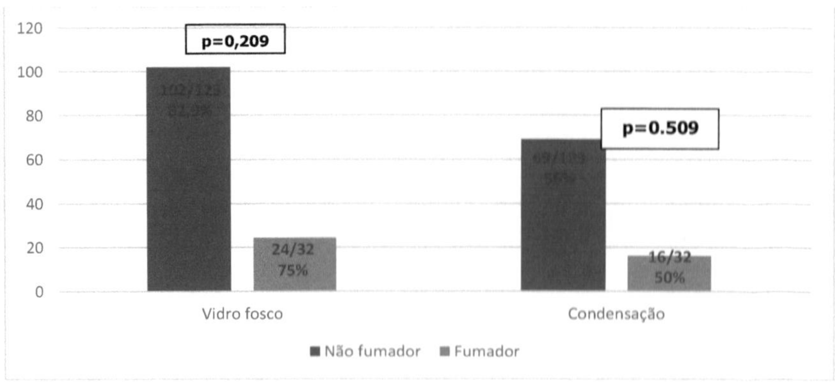

Figura 8: Distribuição das lesões de TC entre os dois grupos estudados

2.5.2 Extensão das lesões

Não houve diferença estatisticamente significativa na distribuição da extensão das lesões entre os dois grupos estudados (Figura 9).

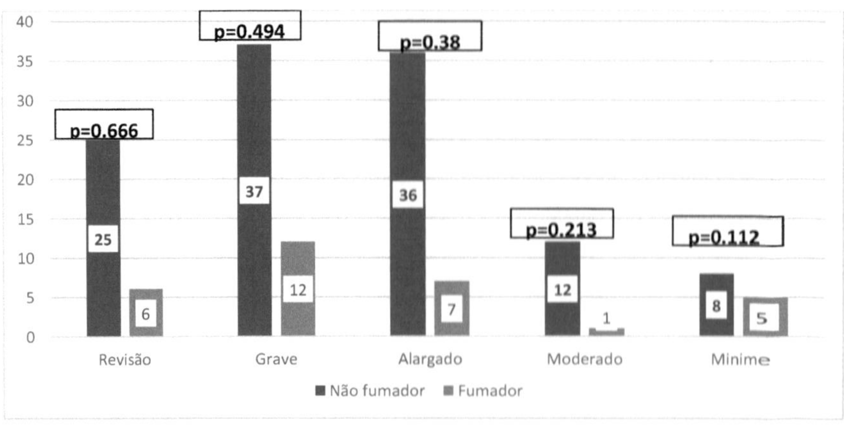

Figura 9: Distribuição da extensão das lesões radiológicas segundo os dois grupos estudados

2.6. INFORMAÇÃO TERAPÊUTICA :

A oxigenoterapia foi necessária em ambos os grupos, sem diferença estatisticamente significativa (G1: 159 doentes (86,4%) versus G2: 45 doentes (84,9%); p=0,780).

A taxa de fluxo de oxigénio inicial para o primeiro grupo foi de 8,7 ± 9,2 l/mn e para o segundo grupo de 11,2 ± 13,2 l/mn (p=0,124).

Foi necessário um caudal superior a 6l/min para 96 doentes do grupo 1 (52,1%) e para 27 doentes do grupo 2 (50%) (p=0,978).

Não houve diferença estatisticamente significativa na prescrição de corticoterapia para os dois grupos estudados (G1: 169 doentes (91,8%) versus G2: 51 doentes (96,2%); p=0,276) ou na sua duração (G1 10,5±5,7 dias versus G2 11,5 ±8,6 dias; p=0,337).

2.7. DADOS EVOLUTIVOS

A superinfeção brônquica com recurso a antibioterapia foi mais frequente no grupo de fumadores, com uma diferença estatisticamente significativa (G1 24 casos (13%) versus G2 15 casos (28,3%); p=0,008).

A incidência de embolia pulmonar foi semelhante nos dois grupos (G1 37 casos (20,1%) versus G2 5 casos (9,4%); p=0,073). O mesmo aconteceu com as complicações cardíacas (G1 21 casos (11,4%) versus G2 4 casos (7,5%); p=0,419).

Não houve diferença estatisticamente significativa na média de SpO2 em ar ambiente na alta entre os dois grupos (G1 95,4±2,14% versus G2 95,14±2,12%; p=0,391).

As taxas de mortalidade e o tempo de permanência nos cuidados intensivos para os dois grupos (Quadro II)

Tabela II: Comparação dos dados evolutivos de acordo com o estatuto de fumador

Sinal clínico	*Grupo 1*	*Grupo 2*	*p*
Mortes	14 (7,6%)	2 (3,7%)	0,327
Permanecer nos cuidados intensivos	58 (31,5%)	16 (30,2%)	0,854

DISCUSSÃO

DISCUSSÃO

A pandemia de COVID-19 foi declarada pela Organização Mundial de Saúde (OMS) em 11 de março de 2020. Desde então, tem sido fonte de grande morbilidade e mortalidade, com 774 milhões de casos oficialmente registados, causando 7 milhões de mortes até março de 2024. (7). Tornou-se um grave problema de saúde pública, tal como o tabaco, que é responsável por mais de 8 milhões de mortes por ano (8). Vários estudos avaliaram a relação entre o tabagismo e a COVID-19, com resultados por vezes contraditórios.

O objetivo do nosso estudo foi avaliar o impacto do tabagismo na apresentação radioclínica da pneumonite por COVID-19 e determinar a sua influência na evolução da doença.

A nossa população de estudo era constituída por 237 doentes, 184 dos quais eram fumadores e 53 não fumadores. A população era predominantemente masculina, com um rácio de sexo de 1,17, e a idade média era de 62,7 ±13,7 anos. Com exceção da obesidade, mais frequente nos fumadores, os dois grupos cram comparáveis em termos de comorbilidade, ou seja, diabetes, hipertensão arterial, insuficiência cardíaca, arritmia e insuficiência coronária. Os principais sinais clínicos respiratórios foram a tosse seca e a dispneia, igualmente presentes em ambos os grupos. A extensão das lesões tomográficas, constituídas por vidro despolido por vezes associado a condensação periférica e subpleural, foi semelhante em ambos os grupos. Os fumadores e os não fumadores apresentaram taxas comparáveis de complicações cardíacas e de embolismo pulmonar, mas os fumadores desenvolveram mais frequentemente superinfecções brônquicas.

As taxas de morte e de utilização de cuidados intensivos foram comparáveis nos dois grupos.

Os pontos fortes do nosso estudo

- A dimensão relativamente grande da população estudada
- O tema abordado é uma questão atual de grande preocupação para a saúde mundial

Pontos fracos do nosso estudo :

- Recolha retrospetiva de dados
- O seu carácter monocêntrico

Vários estudos observacionais mostraram uma menor prevalência de fumadores entre os indivíduos infectados com SARS-CoV-2. Num estudo de 1099 doentes internados num hospital chinês com infeção por COVID-19, Guan et al. verificaram que os ex-fumadores e os fumadores activos representavam 1,9% e 12,6% dos casos, respetivamente. (9). Noutro estudo francês, a incidência diária de fumadores entre os doentes hospitalizados devido a uma infeção por COVID-19 foi de 4,4%, e a dos doentes que tinham consultado um médico para o mesmo problema sem serem hospitalizados foi de 5,3%. (10). Uma grande meta-análise, recentemente actualizada, confirma esta baixa prevalência. Nesta meta-análise, os fumadores activos tinham um risco menor de testar positivo para o SARS-CoV-2 do que os indivíduos que nunca tinham fumado (11). O mesmo achado foi encontrado no nosso estudo, sendo que os fumadores representavam apenas 22% da nossa população. Esta baixa prevalência levou os investigadores a concluir que fumar pode ter um "efeito protetor" contra a infeção pelo SARS-CoV-2 (12). A principal hipótese avançada na literatura para explicar este efeito baseia-se nas propriedades anti-inflamatórias da nicotina. De facto, a nicotina é um agonista dos receptores da acetilcolina com uma ação inibitória sobre as citocinas pró-inflamatórias que actuam por via colinérgica, como o TNF, a IL-1 e a IL-6, sem inibir a produção de citocinas anti-inflamatórias como a interleucina 10 (13,14). Assim, evitaria a tempestade de citocinas e, consequentemente, a síndrome de ativação macrofágica causada pela infeção por SARS-CoV-2 (15,16). A outra explicação encontrada baseia-se no facto de o SARS-CoV-2 utilizar a enzima de conversão da angiotensina 2 (ACE2) como recetor para entrar na célula (17) e que a nicotina inibe a expressão da ACE2, daí o seu efeito protetor contra este vírus (18,19). Estes resultados levaram os investigadores a sugerir um potencial efeito terapêutico da nicotina e dos substitutos da nicotina contra esta infeção viral (13,14).

Estes dados não têm sido unanimemente aceites e têm sido objeto de muitas críticas. Segundo alguns autores, a baixa prevalência de fumadores entre os indivíduos infectados com o SARS-CoV-2 deve-se à qualidade dos dados recolhidos sobre o estatuto de fumador, que são por vezes incompletos porque são frequentemente obtidos retrospetivamente a partir de registos médicos, que podem não ser fiáveis e podem ser distorcidos porque os dados são frequentemente recolhidos numa emergência. (3). Devido à sua natureza retrospetiva, o nosso estudo sofre do mesmo viés metodológico. De facto, durante o período do nosso trabalho, 116 pacientes hospitalizados por pneumonia por COVID-19 não foram incluídos devido à falta de informação sobre o seu estatuto de fumador.

O "efeito protetor" da nicotina foi também questionado por alguns autores, que defendem que o fumo do tabaco tem um efeito deletério no epitélio respiratório. Reduz as suas defesas imunitárias e altera a depuração mucociliar, o que aumenta o risco de infecções virais e bacterianas. Além disso, estudos recentes demonstraram que a nicotina induz a sobreexpressão da ACE2, favorecendo assim a entrada do SARS-CoV-2 no organismo (20). Além disso, o tabaco desempenha um papel definitivo no desenvolvimento de co-morbilidades, especialmente cardiovasculares, que são factores na evolução desfavorável destes doentes. Além disso, o tabagismo pode provocar alterações estruturais nos pulmões, como o enfisema, que podem levar a uma redução da função pulmonar e a uma maior vulnerabilidade às infecções respiratórias (21). Por conseguinte, parece improvável que esta substância nociva reduza o risco de contrair o SARS-CoV-2 (11).

De acordo com vários estudos, os fumadores activos ou desmamados correm um maior risco de desenvolver formas graves de COVID-19 (11). De acordo com uma meta-análise de 207 estudos, o tabagismo previu a mortalidade devido à COVID-19 com um elevado nível de evidência (22). Zhao et al. analisaram dados de 7 estudos que envolveram 1726 doentes e encontraram uma associação estatisticamente significativa entre o tabagismo e a gravidade da COVID-19 (23). Esta mesma associação foi encontrada por Zheng et al. que analisaram dados de 5 estudos num total de 1980 doentes (24). Vardavas et al. analisaram dados de 5 estudos, num total de 1549 doentes, e encontraram uma correlação entre o estatuto de fumador e a admissão na unidade de cuidados intensivos, a ventilação e a morte (25).

Em contrapartida, alguns estudos não encontraram uma associação significativa entre o tabagismo e a gravidade da infeção por SARS-CoV-2, mas estes estudos envolveram um pequeno número de doentes, variando entre 11 e 145 (26). No nosso estudo, não houve correlação entre o tabagismo e a gravidade clínica da pneumonia por COVID-19, nem entre a necessidade de reanimação e a morte.

Esta divergência de resultados na literatura explica-se pela multiplicidade de classificações da gravidade da doença respiratória por SARS-CoV-2, com vários limiares propostos para a SpO2 abaixo dos quais a infeção é considerada grave, e pela existência de numerosos factores de prognóstico para a pneumopatia por COVID-19, para além do tabagismo (22).

Radiologicamente, a literatura tem demonstrado que as lesões de TC são semelhantes em fumadores e não fumadores, com vidro despolido por vezes associado a condensação predominantemente periférica e subpleural. (27). Alguns estudos demonstraram que a extensão destas lesões pode ser maior nos não fumadores, como é o caso de um estudo turco que envolveu 121 doentes (28) e um estudo chinês com 86 pacientes (29). Este facto poderá ser explicado pela perda de elasticidade pulmonar provocada pelo tabagismo, que aumenta a vulnerabilidade à infeção. Contrariamente a estes dados, outros estudos não encontraram qualquer relação entre o tabagismo e a extensão das lesões radiológicas (30). No nosso estudo, a extensão das lesões radiológicas - vidro fosco em 81,29% dos casos e condensação em 54,8% - foi semelhante nos dois grupos estudados.

CONCLUSÕES

CONCLUSÃO S

Embora o tabagismo seja um fator de risco conhecido para a doença respiratória e a infeção pulmonar, a relação entre o tabagismo e a gravidade da doença respiratória COVID-19 permanece ambígua.

Neste contexto, realizamos um estudo descritivo retrospetivo de 237 pacientes que foram hospitalizados por pneumopatia COVID-19 no Departamento de Pneumologia do Hospital Mohamed Taher Maamouri em Nabeul durante o período de setembro de 2020 a março de 2021. O objetivo do nosso estudo foi avaliar o impacto do tabagismo na apresentação radio-clínica da pneumopatia COVID-19 e especificar sua influência na sua evolução.

A população do estudo foi dividida em dois grupos (G1, um grupo de 184 doentes não fumadores, e G2, um grupo de 53 doentes fumadores).

A nossa população era constituída por mais homens do que mulheres, com um rácio de sexo de 1,17. O grupo de fumadores era predominantemente masculino, enquanto o grupo de não fumadores era predominantemente feminino. A idade média da nossa população foi de 62,7 ±13,7 anos, não havendo diferença estatisticamente significativa entre os dois grupos (p=0,322). Para o grupo de fumadores, o consumo médio de tabaco foi de 33±22 PA [2 - 100 PA].

A obesidade esteve presente em 38,8% dos casos, sendo mais frequente no primeiro grupo (p=0,015). Não houve diferença estatisticamente significativa entre os dois grupos quanto à presença de diabetes (p=0,307), hipertensão arterial (p=0,11), insuficiência cardíaca (p=0,689), arritmia (p=0,323) e insuficiência coronária (0,317).

A febre e a dor no peito foram mais comuns nos fumadores, enquanto a frequência de astenia, tosse seca, dispneia, sinais digestivos, agueusia e anosmia foi comparável entre os dois grupos.

Cerca de metade dos casos (109 casos, 46%) eram formas graves (definidas por uma SpO2 em ar ambiente inferior a 90% e/ou a presença de sinais de luta respiratória), sem diferença significativa entre os dois grupos (p=0,845).

As principais anomalias encontradas na TC foram vidro despolido (126 casos; 81,29%) e condensações (85 casos; 54,8%) distribuídas perifericamente e sub pleuralmente. A extensão das lesões foi comparável entre fumadores e não fumadores.

Ambos os grupos necessitaram de oxigenoterapia com um caudal equivalente (G1 8,7±9,2 l/min versus G2 11,2 ±13,2 l/min; p=0,124) e corticoterapia sistémica à base de Dexametasona com uma duração semelhante (G1 10,5±5,7 dias versus G2 11,5 ±8,6 dias; p=0,337).

A superinfeção brônquica com recurso a antibioticoterapia foi mais frequente no grupo de fumadores (G1 24 casos (13%), G2 15 casos (28,3%); p=0,008), enquanto a embolia pulmonar e as complicações cardíacas foram igualmente frequentes nos dois grupos (G1 37 casos (20,1%) versus G2 5 casos (9,4%); p=0,073), (G1 21 casos (11,4%), G2 4 casos (7,5%); p=0,419).

As taxas de morte e o tempo de permanência nos cuidados intensivos foram semelhantes nos dois grupos.

De acordo com os dados do nosso estudo, o estatuto de fumador não teve influência na apresentação radio-clínica da pneumonite por COVID-19 ou na sua evolução. No entanto, o tabagismo é o principal fator de risco para co-morbilidades respiratórias e cardiovasculares, que são importantes factores de prognóstico nesta doença viral. Por conseguinte, a cessação do tabagismo deve ser um dos pilares do tratamento de todos os fumadores que consultam uma unidade de saúde devido a uma infeção por SARS-CoV-2, independentemente da sua gravidade.

REFERÊNCIAS

REFERÊNCIAS

1 Garnier M, Quesnel C, Constantin JM. Doenças pulmonares relacionadas ao COVID-19. Formulário de Imprensa Médica. fevereiro de 2021;2(1):14-24.

2. Muller M, Bulubas I, Vogel T. Factores de prognóstico em Covid-19. Npg. Out 2021;21(125):304-12.

3. Thomas D, Berlin I. Covid-19 e tabagismo. Arch Mal Coeur Vaiss Prat. Jan 2021;2021(294):26-9.

4. WHO-2019-nCoV-clinical-2021.2-fre.pdf. Disponível em: https://iris.who.int/bitstream/handle/10665/352279/WHO-2019-nCoV-clinical-2021.2-fre.pdf

5. Khalil A, Fartoukh M, Tassart M, Parrot A, Marsault C, e Carette MF. Role of MDCT in Identification of the Bleeding Site and the Vessels Causing Hemoptysis. AJR Am J Roentgenol. 2007 Feb;188(2):W117-25.

6. Lodé B, Jalaber C, Orcel T, Morcet-Delattre T, Crespin N, Voisin S, et al. Imagiologia da pneumonia por COVID-19. J Imag Diagn Interv. setembro de 2020;3(4):249-58.

7 Atualização epidemiológica da COVID-19 - 19 de janeiro de 2024 . Disponível em: https://www.who.int/publications/m/item/covid-19-epidemiological-update---19-january-2024

8 Relatório da OMS sobre a epidemia mundial do tabaco 2023. Disponible sur: https://iris.who.int/bitstream/handle/10665/372570/9789240077508-fre.pdf

9. Guan W jie, Ni Z yi, Hu Y, Liang W hua, Ou C quan, He J xing, et al. Caraterísticas clínicas da doença de Coronavírus 2019 na China. N Engl J Med. 30 de abril de 2020;382(18):1708-20.

10 Miyara M, Tubach F, Pourcher V, Morelot-Panzini C, Pernet J, Haroche J, et al. Baixa incidência de tabagismo ativo diário em pacientes com COVID-19 sintomático. 20 Abr 2020; Disponível em: https://www.qeios.com/read/WPP19W.2

11 Simons D, Shahab L, Brown J, Perski O. The association of smoking status with SARS-CoV-2 infection, hospitalization and mortality from COVID-19: a living rapid evidence review with Bayesian meta-analyses (version 7). Addiction. 2021;116(6):1319-68.

12 Van Westen-Lagerweij NA, Meijer E, Meeuwsen EG, Chavannes NH, Willemsen MC, Croes EA. Os fumadores estão protegidos contra a infeção por SARS-CoV-2 (COVID-19)? As origens do mito. Npj Prim Care Respir Med. 26 de fevereiro de 2021;31(1):1-3.

13. Farsalinos K, Barbouni A, Niaura R. Revisão sistemática da prevalência do tabagismo atual entre pacientes hospitalizados com COVID-19 na China: a nicotina poderia ser uma opção terapêutica? Intern Emerg Med. agosto de 2020;15(5):845-52.

14 Changeux JP, Amoura Z, Rey FA, Miyara M. Uma hipótese nicotínica para a Covid-19 com implicações preventivas e terapêuticas. C R Biol. 5 de junho de 2020;343(1):33-9.

15. Tizabi Y, Getachew B, Copeland RL, Aschner M. Nicotine and the nicotinic cholinergic system in COVID-19. FEBS J. 2020;287(17):3656-63.

16. Dratcu L, Boland X. A nicotina evita tempestades de citocinas em COVID-19? Cureus. 12(10):e11220.

17. Farsalinos K, Niaura R, Le Houezec J, Barbouni A, Tsatsakis A, Kouretas D, et al. Editorial: Nicotine and SARS-CoV-2: COVID-19 may be a disease of the nicotinic cholinergic system. Toxicol Rep. 30 Abr 2020;7:658-63.

18 Oakes JM, Fuchs RM, Gardner JD, Lazartigues E, Yue X. Nicotina e o sistema renina-angiotensina. Am J Physiol-Regul Integr Comp Physiol. nov 2018;315(5):R895-906.

19. Yue X, Basting TM, Flanagan TW, Xu J, Lobell TD, Gilpin NW, et al. A nicotina regula negativamente o recetor compensatório da enzima conversora de angiotensina 2 / angiotensina tipo 2 do sistema renina-angiotensina. Ann Am Thorac Soc. Abr 2018;15(Supplement_2):S126-7.

20 Cai G, Bossé Y, Xiao F, Kheradmand F, Amos CI. O Tabagismo Aumenta a Expressão Genética Pulmonar do ACE2, o Recetor do SARS-CoV-2. Am J Respir Crit Care Med. 15 de junho de 2020;201(12):1557-9.

21 . Rosoff DB, Yoo J, Lohoff FW. Smoking is significantly associated with increased risk of COVID-19 and other respiratory infections. Commun Biol. 28 Oct 2021;4:1230.

22. Izcovich A, Ragusa MA, Tortosa F, Marzio MAL, Agnoletti C, Bengolea A, et al. Factores prognósticos de gravidade e mortalidade em doentes infectados com COVID-19: uma revisão sistemática. PLOS ONE. 17 Nov 2020;15(11):e0241955.

23. Zhao Q, Meng M, Kumar R, Wu Y, Huang J, Lian N, et al. O impacto da DPOC e da história do tabagismo na gravidade da COVID-19: Uma revisão sistémica e meta-análise. J Med Virol.2020 Oct;92(10):1915-1921

24 Zheng Z, Peng F, Xu B, Zhao J, Liu H, Peng J, et al. Factores de risco de casos críticos e fatais de COVID-19: Uma revisão sistemática da literatura e meta-análise. J Infect. agosto de 2020;81(2):e16-25.

25. Vardavas CI, Nikitara K. COVID-19 e tabagismo: uma revisão sistemática das evidências. Tob Induc Dis. 2020;18:20.

26. WHO-2019-nCoV-Sci_Brief-Smoking-2020.2-eng.pdf. Disponível em: https://iris.who.int/bitstream/handle/10665/332895/WHO-2019-nCoV-Sci_Brief-Smoking-2020.2-eng.pdf?sequence=1

27. Chung M, Bernheim A, Mei X, Zhang N, Huang M, Zeng X, et al. Caraterísticas de imagem de TC do novo coronavírus de 2019 (2019-nCoV). Radiologia. 4 de fevereiro de 2020;200230.

28. Yağcı B, Özlem Balık A, Balık R, Yalım Uncu U. A pontuação de gravidade da tomografia computadorizada de tórax em pacientes com doença de coronavírus 2019 pode diferenciar fumantes de não fumantes? Turk Thorac J. 1 de março de 2022;23(2):130-7.

29. Xie X, Zhong Z, Zhao W, Wu S, Liu J. As diferenças e alterações das caraterísticas semiquantitativas e quantitativas da TC da pneumonia por doença de coronavírus 2019 em pacientes com ou sem histórico de tabagismo. Fronteiras em Medicina.8 de setembro de 2021

30. Hasweh R, Khlaifat GS, Obeidat BN, Khabaz AA, Ghanayem MB, Al-Zioud LF, et al. Radiological Differences in COVID-19 Related Lung Manifestations Between Smokers and Non-smokers: A Single-Center Retrospective Study in Jordan. Cureus. 15(5):e38437.

APÊNDICE

APÊNDICE

Apêndice 1: Ficha de trabalho

Número pessoal :......................DM : .... Entrou em : ....../....../...... Data de saída: ....../......./............

Número de dias de hospitalização: .... dias

Nome e apelido: .... **Sexo:** M F

Data de nascimento:...Idade: ....

Profissão: Trabalhador da CM CS Local de trabalho: ....

Profissão de saúde: Sim Não Se sim: Médico Enfermeiro Trabalhador Administração

Telefone:..Email:..

Endereço :...

Fumar ativamente Sim .... PA Não Cannabis

Desmamado : Sim desde ...... Não

Tipo de sangue:..

Vacinado sim não

Em caso afirmativo: tipo de vacina ....

- duas doses com um intervalo superior a 3 semanas entre a segunda injeção e a data de confirmação da infeção
- uma dose única ou menos de 3 semanas entre a segunda injeção e a data de confirmação da infeção

<u>**Questionar :**</u>

- **História:**
  - **Família :**

Diabetes Doença cardíaca coronáriaHTA Asma Atopia

Outros: ....

- **Pessoal :**
- Infeção COVID 19 SIM NÃO
- Respiratório: Sim Não Se SIM: Asma DPOC DDB
- embolia pulmonar ou TVP em fase IRC (atraso desde este episódio = ...)

Outros: ....

- Doenças cardiovasculares: Sim Não Em caso afirmativo: hipertensão Insuficiência cardíaca Insuficiência coronária ACFA
- Diabetes: SIM NÃO
- Insulino Necessário SIM NÃO
- Insuficiência renal: SIM NÃO
- Cirrose: SIM NÃO
- Tratamento a longo prazo: SIM NÃO

Terapia com corticosteróides a longo prazo Inibidores da ECA ARB II

AINEs PAAs Anticoagulantes DTC contraceção hormonal

- ***Ginecológico-obstétrico:***
  Gravidez ativa: SIM Não

  Menopausa Sim Não

- Vacinação BCG: SIM Não
- Alergia a medicamentos: SIM Não

❖ **Sintomas presentes:**

- Sem sintomas
- Duração dos sintomas antes da consulta.........
- Dor de cabeça Anorexia Astenia/fadiga
- Perda de peso Febre > 37,5° Calafrios
- Tosse seca
- Artralgia Mialgia
- Náuseas e/ou vómitos Dor abdominal
- Diarreia
- Dispneia Opressão e/ou dor no peito
- Odinofagia Erupção cutânea Congestão nasal ou rinorreia
- Vermelhidão ocular Confusão
- Agueusia Anosmia
- Outros: ....
- Diagnóstico confirmado por PCR ; teste rápido , Date .../......../..............
  <u>Exame clínico:</u> Peso: ....Altura: ....IMC: ....

▪ Febre no início ou durante a hospitalização (exceto em caso de CPC bacteriana) sim não

▪ **Neurológico :**
Consciência: Confusão normal

▪ **Respiratório :**
FR :..........c/min

Sinais de luta: Sim Não

Auscultação pulmonar: Normal Anormal RR RS RC

SpO2 (AA):........................

▪ **Cardiovascular :**
FC :........................

AC: normal Respiração anormal Ritmo irregular

Ortopneia: Sim Não

IMO: Sim Não

Turgidez espontânea: Sim Não

Sinais de flebite Sim Não

- **Erupção cutânea:** Sim Não Descrever: ....
- **Exmaen de zonas gonglionárias**
- **Exame abdominal**
  Normal sensível especificar localização

  HMG SMG

- **Sinais de desidratação** Sim Não

Testes adicionais:

- $_2$**GDS:** AA O Caudal: ....

- pH = ...- PaO2 = ...mmHg - PaCO2 = ...mmHg - HCO3- = ...mmol/l -

Sat O2 = ...% Lactato:..........

- **Biologia na admissão**

NFS **:**GB :............PNN :..................Lymph :...............HB :................

VGM :.................. TCMH :................ .Plq :...

CRP: ....

Ureia :.................... Créat :................. Cl Créat :..................................... ASAT :.................

ALAT :............... □GT :..

Se citólise (ASAT...........N); (ALAT..............N)

PAL :.................. .Bili T :............... Conj :...

Na+ :.................. K+ :.................... Cl :..

CPK :.................. LDH :................. D-dímero :..................................

erèmeème Troponinas: 1 ponto :......................2 ponto :.........................3 ponto :................

DDIMERES inicial ....

Se a subida for durante a hospitalização, especificar o valor ....

Se a diminuição ocorreu durante a hospitalização, especificar o valor ....

Biologia aquando da alta (em caso de anomalia inicial)

CRP.............. LYMPHOCYTE

ASAT.................ALAT.......................

- **Radiografia torácica inicial: efectuada não efectuada**

Normal Anormal

Unilobar Plurilobar

Pleural associada: Sim Não

Síndrome: Intersticial alveolar Intersticial alveolar

- **ECG inicial:** QTc...........................ms
- **TC torácica inicial:** não efectuada Normal Anormal

1) Extensão do prejuízo

   Ausente mínima (< 10%) moderada (10-25%) extensa (25-50%)

   grave (50-75%) crítico (>75%)

2) tipo de lesões

   vidro fosco apenas condensação apenas vidro fosco e condensação

   lesões nodulares sinal de halot sinal de halot invertido

3) Distribuição das lesões

   Bilateral unilateral

Predomínio periférico sub pleural

Maior predominância

4) Sinais radiológicos associados
adenopatia mediastinal

pleurisia unilateral pleurisia bilateral pneumotórax (tratado por drenagem sim não)

pneumomediastino

derrame pericárdico

Embolia pulmonar: proximal distal

Unilateral bilateral

Complicações

- □□Tosse seca persistente Em caso afirmativo, especificar o tratamento Xarope para a tosse (especificar............); ICS
- Superinfeção bacteriana
  Tipo de terapia antibiótica recebida ....
  Duração da terapêutica com antibióticos....................
  ECBC efectuado não efectuado
  Em caso de cultura: positivo negativo
  Em caso afirmativo: tipo de germe ....
- Anemia inflamatória (hb<13 homens; <12 mulheres) com ferritinemia elevada
- Trombocitose (> 450.000/mcL)
- Insuficiência renal funcional

- Complicações cardíacas
  - Perturbação do ritmo Se sim, especificar ....
  - Síndrome coronária aguda
  - Pico de CI
  - Derrame pericárdico

- Hiponatremia (Na<135 confirmado por duas amostras)
  Valor mais baixo de Na...............;
  iono urinário Nau< 20 / Nau>20
  - Tratamento: restrição hídrica
  - Ingestão de sal
- Hipercaliemia > 5,5 confirmada por iono sem torniquete, exceto na DRC aguda.
- Embolia pulmonar: proximal distal
  Unilateral bilateral

- Trombose venosa profunda
  Se PE ou TVP
  - Ocorrência sob tratamento anticoagulante preventivo
  - Ocorrência sob tratamento anticoagulante curativo
- Complicação arterial; especificar ....

- □Hemorragia (especificar.................) , após terapêutica anticoagulante curativa sim □não
- Desequilíbrio de defeitos
  - Desequilíbrio da diabetes
    - Com acidose

- Sem acidose
- Exacerbação de doenças respiratórias crónicas
- Desequilíbrio da tensão arterial elevada
- Descompensação da patologia psiquiátrica
- Outros...........................

☐ Descoberta de defeitos pouco conhecidos

- HTA
- Diabetes
- Outros...............

☐ Complicações nosocomiais
Escara
Infeção
☐ Confusão

Tratamento

1) Caudal inicial de O2...........l/mn (<6l/mn☐>6l/mn) ☐
2) Terapia com corticosteróides
Medicamento prescrito...
Dose inicial ....
Aumento secundário .... ; cause..............dose ....
Duração total CT...
3) Anticoagulação
☐ Preventivo
☐ Curativo
Se anti-coagulação curativa, especificar a indicação

☐ Complicações tromboembólicas
☐ Perturbação do ritmo cardíaco ou SCA sem complicações tromboembólicas
4) ☐Azitromicina sim ☐não
- Recebido antes da hospitalização
- Recebidos durante a hospitalização
duração ....
5) Vitamina D sim não
6) Vitamina C sim não
7) Zinco sim não

Evolução

- Número de dias de oxigenoterapia ....
- Número de dias de hospitalização ....
- SpO2 na saída ....AA

☐ Saída sem oxigénio
☐ Sair com oxigénio
☐ Transferência para os cuidados intensivos
☐ Mortes
☐ Alta com anticoagulação preventiva O AOD O HBPM
Duração total da anticoagulação preventiva .... (excluindo indicações curativas a longo prazo)

Diagnóstico selecionado

☐ Infeção por SARS COV 2 paucissintomática
☐ Infeção VOC ligeira por SARS

- ☐ Infeção moderada por SARS COV 2
- ☐ Infeção por SARS COV 2 moderada a grave
- ☐ Infeção grave por SARS COV2

Impacto do tabagismo na apresentação radioclínica e na evolução da pneumonite por COVID-19

Resumo

Introdução: A pandemia de coronavírus de 2019 (COVID-19) causada pela *Síndrome Respiratória Aguda Grave-Coronavírus 2* foi responsável por uma elevada morbilidade e mortalidade. Vários fatores prognósticos foram identificados, mas o impacto do tabagismo nessa condição permanece controverso.

Métodos: Estudo descritivo retrospetivo de pacientes hospitalizados com pneumonia por COVID-19 no Departamento de Pneumologia do Hospital Mohamed Taher Maamouri, Nabeul, de setembro de 2020 a março de 2021. O principal objetivo do nosso estudo foi avaliar o impacto do tabagismo na apresentação radio-clínica desta doença e no seu curso evolutivo.

Resultados: A nossa população era constituída por 237 doentes com uma média de idades de 62,7 anos e um rácio entre sexos de 1,17. A população do estudo foi dividida em dois grupos: G1, um grupo de doentes não fumadores (184 doentes), e G2, um grupo de doentes fumadores (53 doentes). O G1 era predominantemente feminino, enquanto o G2 era predominantemente masculino. Os dois grupos eram comparáveis em termos de idade, presença de diabetes, hipertensão arterial, insuficiência cardíaca, arritmia e insuficiência coronária, mas a obesidade foi mais frequente no primeiro grupo (p=0,015). A febre e a dor torácica foram mais frequentes nos fumadores, enquanto a astenia, a tosse seca, a dispneia e os sinais digestivos foram semelhantes no G1 e no G2. A percentagem de formas graves foi semelhante entre fumadores e não fumadores. Não houve diferenças estatisticamente significativas na extensão das lesões em vidro fosco e de condensação nas tomografias, na taxa de fluxo de oxigénio necessária ou na duração da terapia com corticosteróides prescrita. As taxas de mortalidade e de permanência na UCI foram semelhantes nos dois grupos.

Conclusão: O tabagismo não parece ter qualquer impacto na apresentação radioclínica da pneumonite por COVID-19 ou na sua evolução. No entanto, o controlo do tabaco deve ser uma preocupação importante para todos os clínicos, dado o seu papel nas co-morbilidades respiratórias e cardiovasculares, que são factores de mau prognóstico de qualquer pneumonia infecciosa.

Palavras-chave: COVID-19, Tabagismo, Prognóstico

Impacto do tabagismo na apresentação radio-clínica e na evolução da pneumonia por COVID-19

Resumo

Introdução:

A pandemia da doença do coronavírus 2019 (COVID-19) causada pela *Síndrome Respiratória Aguda Grave-Coronavírus 2* foi responsável por uma elevada morbilidade e mortalidade. Foram identificados vários factores de prognóstico, mas o impacto do tabagismo nesta doença continua a ser controverso.

Métodos:

Estudo descritivo retrospetivo de pacientes hospitalizados com pneumonia COVID-19 no Departamento de Pneumologia do Hospital Mohamed Taher Maamouri, Nabeul, de setembro de 2020 a março de 2021. O principal objetivo do nosso estudo foi avaliar a influência do tabagismo na apresentação radio-clínica desta doença e seu curso evolutivo.

Resultados:

A nossa população era constituída por 237 doentes com uma idade média de 62,7 anos e um rácio de sexo de 1,17. A população do estudo foi dividida em dois grupos: G1, um grupo de doentes não fumadores (184 doentes), e G2, um grupo de doentes fumadores (53 doentes). O G1 era predominantemente feminino, enquanto o G2 era predominantemente masculino. Os dois grupos eram comparáveis em termos de idade, presença de diabetes, hipertensão arterial, insuficiência cardíaca, arritmia e insuficiência coronária, mas a obesidade foi mais frequente no primeiro grupo (p=0,015). A febre e a dor torácica foram mais frequentes nos fumadores, enquanto a astenia, a tosse seca, a dispneia e os sinais digestivos foram semelhantes no G1 e no G2. A percentagem de formas graves foi semelhante entre fumadores e não fumadores. Não houve diferenças estatisticamente significativas na extensão das lesões em vidro fosco e de condensação nos exames, na taxa de fluxo de oxigénio necessária ou na duração da terapia com corticosteróides. As taxas de morte, de permanência na unidade de cuidados intensivos e de alta com oxigénio foram semelhantes nos dois grupos.

Conclusão:

O tabagismo não parece ter qualquer impacto na apresentação radio-clínica da pneumonia por COVID-19, nem na sua evolução. No entanto, a luta contra o tabagismo deve ser uma preocupação importante para todos os clínicos, dado o seu papel indubitável nas co-morbilidades respiratórias e cardiovasculares, que são factores de mau prognóstico de qualquer pneumopatia infecciosa.

Palavras-chave: COVID-19, Tabagismo, Prognóstico

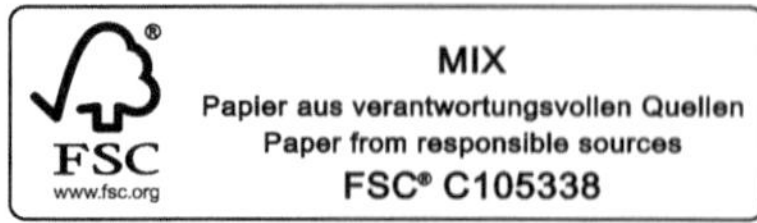

Printed by Books on Demand GmbH, Norderstedt / Germany